GANGRÈNES SPONTANÉES

MASSIVES ET SIMULTANÉES

DES DEUX MEMBRES INFÉRIEURS

(ÉTIOLOGIE — PATHOGÉNIE — TRAITEMENT)

PAR

Jacques CHAUSSAT

DOCTEUR EN MÉDECINE

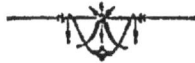

MONTPELLIER

IMPRIMERIE GustavE FIRMIN, MONTANE et SICARDI

Rue Ferdinand-Fabre et Quai du Verdanson

—

1904

GANGRÈNES SPONTANÉES

MASSIVES ET SIMULTANÉES

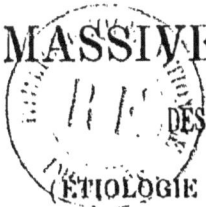

DES DEUX MEMBRES INFÉRIEURS

(ÉTIOLOGIE — PATHOGÉNIE — TRAITEMENT)

PAR

Jacques CHAUSSAT

DOCTEUR EN MÉDECINE

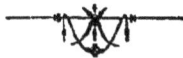

MONTPELLIER

IMPRIMERIE Gustave FIRMIN, MONTANE et SICARDI

Rue Ferdinand-Fabre et Quai du Verdanson

1904

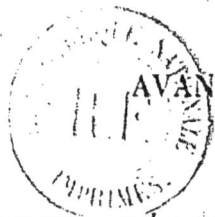

AVANT-PROPOS

Je dois consacrer les premières pages de cette thèse à l'expression de ma reconnaissance et de mon dévouement pour tous les maîtres dont l'enseignement m'a permis de terminer mes études et d'entreprendre ce modeste travail. Une coutume très ancienne m'en fait un devoir, et je le regrette, car j'aurais eu plus de plaisir encore à le faire, n'y ayant pas paru obligé.

J'adresse donc ce travail comme un hommage à tous ceux qui m'apprirent le peu que je sais, sans que leur science patiente et leur intelligente bonté aient été jamais lassées par la maladresse et les incertitudes d'un élève plein de timidité et d'inexpérience.

J'en fais hommage à M. le professeur Tédenat, pour le grand honneur qu'il me fait d'en accepter la présidence, et à M. le professeur-agrégé Soubeyran pour m'en avoir fourni le sujet.

Enfin je n'oublierai jamais tout ce que je dois à la Faculté de médecine de Montpellier, où j'ai trouvé tant de bienveillance chez les maîtres et tant de sympathie chez les élèves.

INTRODUCTION

Nous avons été conduit à étudier les gangrènes massives et simultanées des deux membres inférieurs (nous
évitons de dire symétriques pour les raisons que l'on
verra plus loin) grâce à une observation prise dans le service de M. le professeur Tédenat, et rapportée dans un
intéressant travail de MM. de Rouville et Soubeyran.

Les gangrènes doubles sont rares, surtout celles qui
ont été traitées chirurgicalement ; nous les aurons en vue
spécialement.

Afin d'éviter toute confusion, nous éliminons le terme
de « gangrène symétrique », appliqué habituellement à
la maladie de Maurice Raynaud, bien qu'il y ait symétrie
dans la plupart des cas que nous rapportons, et bien que
certains auteurs se soient servis de ce terme pour dé-
nommer des cas pareils au nôtre (1).

Or, d'après la définition de Raynaud, cette maladie
(gangrène symétrique) ne comporte aucune altération
anatomique du système vasculaire. Il y a seulement
spasme (ce que nombre d'auteurs n'admettent plus); de
plus, elle reste limitée aux extrémités, sans frapper les

_____

(1) Broca dans une clinique (1902) s'est rangé à l'opinion déjà
exprimée par MM. de Rouville et Soubeyran.

ségments principaux des membres; enfin, son pronostic est bénin (article de Lyon).

Mais tous ne s'entendent pas à ce sujet et Brengues dans une thèse récente sur les « formes graves de la maladie de M. Raynaud » prétend que la gangrène symétrique des extrémités peut survenir par endartérite, ou endophlébite (obs. de Heydenreich). « A côté de la gangrène spasmodique de Raynaud, se place, dit-il, la gangrène par endartérite »; or, dès que la gangrène dépasse les phalanges, on lui donne le nom de massive. Mais *tous les stades se rencontrent entre les formes légères et les plus graves;* les gangrènes massives symétriques sont des cas de maladie de Raynaud ayant pris des proportions considérables.

Bien des causes ont été invoquées pour expliquer la pathogénie de la maladie de Raynaud : vasoconstriction d'origine microbienne (Roger), endartérite (Baraban et Etienne), athérome, affection nerveuse (Lancereaux, Charcot, Pitres et Vaillard); il en résulte que la maladie de Raynaud n'apparaît que comme un symptôme dont la cause est variable. La gangrène, qui fait suite à la syncope et à l'asphyxie locale est une banale gangrène sèche dont la limitation peut se faire à des hauteurs variables, et dont la cause est le plus souvent vasculaire. Ces notions jettent déjà un jour sur la pathogénie des gangrènes massives et simultanées des deux membres inférieurs, qui sera exposée plus loin,

Nous ne ferons pas l'historique détaillé de cette question, ce serait faire celui des gangrènes; on retrouvera l'origine des observations à leur indication bibliographique. Nous ne reviendrons pas sur le travail de Brengues; nous signalerons la thèse de Defrance sur les gangrènes symétriques (1891) celle de Delon, sur les amputations

simultanées des deux membres inférieurs (1894) ; le travail de Dermaz, sur l'oblitération des vaisseaux des membres par embolie et par thrombose (1872) ; la thèse de
Lair (1898), et l'important travail de Lancereaux, sur les
trophonévroses des extrémités (1897), où cet auteur étu-
die la pathogénie de certaines gangrènes ; enfin, celui de
MM. de Rouville et Soubeyran paru dans les archives
provinciales de chirurgie en 1902.

Nous avons réuni dans ce travail, les observations de
gangrène massive et simultanée des deux membres inférieurs traités chirurgicalement, laissant de côté les cas
où la gangrène fut successive et ceux où l'amputation ne
fut pas faite. A leur sujet, nous avons étudié l'étiologie,
la pathogénie et le traitement de ces lésions doubles, si
graves.

GANGRÈNES SPONTANÉES

MASSIVES ET SIMULTANÉES

DES DEUX MEMBRES INFÉRIEURS

ÉTIOLOGIE — PATHOGÉNIE — TRAITEMENT

CHAPITRE PREMIER

ÉTIOLOGIE.—PATHOGÉNIE

ÉTIOLOGIE.— La gangrène spontanée massive et simultanée des membres inférieurs se rencontre indifférem-
ment chez l'un ou l'autre sexe. L'âge ne paraît pas non
plus exercer une influence importante sur sa production ;
il semble cependant que sa fréquence est un peu plus
grande entre 20 et 45 ans. Bien que chez certaines peu-
plades, les Kabyles par exemple, des cas de gangrène
aient été souvent constatés, la race et la latitude semblent
devoir être mises hors de cause.

Certaines infections antérieures paraissent jouer un
rôle beaucoup plus important dans l'étiologie de cette
affection. Petit, Verneuil, Laveran, Kiener ont cité de
nombreux cas de gangrène consécutifs à l'affection paludéenne ; Defrance a observé des cas du même genre en
ce qui concerne l'érysipèle : il en serait de même pour le

typhus, d'après Estlænder ; pour la fièvre typhoïde, d'après Richard, Patry, Bourgeois, Hayem, Lereboullet, Lacq, Sarda et Duchesne ; — pour le rhumatisme et la grippe, Lévi et Chevron ont fait des constatations analogues. La syphilis pour Liston et Raynaud, la dysenterie, la puerpéralité en seraient les causes les plus fréquentes. Souvent aussi cette gangrène est imputable aux divers agents d'intoxication, alcool (Lancereaux), plomb (Sainton), aux maladies de l'appareil circulatoire (Bourrely) et aux néphrites (Jacoby, Morton, Debove). On a même vu la gangrène survenir chez certains hystériques, épileptiques ou déments (Féré). Barlow et Monro ont constaté deux fois sa présence chez des hydrocéphales, et Gowers a montré qu'elle pouvait coexister avec la syringomyélie.

PATHOGÉNIE. — Les gangrènes spontanées relevant toujours de l'état des vaisseaux, des nerfs ou du sang, on peut les diviser en trois variétés : gangrène d'origine vasculaire, gangrène d'origine nerveuse, gangrène par altération sanguine.

Toute variété de gangrène pourra toujours être classée dans l'une ou l'autre de ces trois catégories. Les diverses observations relevées dans notre travail prouvent que la gangrène d'origine vasculaire est la plus fréquente.

En effet, sur 17 observations, treize fois la gangrène est d'origine vasculaire, une fois d'origine nerveuse, une fois d'origine dyscrasique et trois fois de nature inconnue.

a) *Gangrène d'origine vasculaire* (gangrène angiopathique de Lancereaux). — Elle survient sans lésions des parois vasculaires par embolie ou thrombose, ou bien est la conséquence d'une endartérite. Les embolies proviennent du cœur, des gros vaisseaux artériels ou des veines.

Dans le paragraphe précédent nous avons signalé plusieurs cas où coexistaient l'infection et l'endartérite. Au cours de cette inflammation la circulation s'arrête par le fait du rétrécissement de l'artère, et dès que la circulation collatérale n'est plus possible la gangrène s'installe. C'est en se basant sur ces données que Bunge a pu établir que dès le début la sténose était telle, que la lumière du conduit pouvait être totalement obstruée. Quelquefois l'artérite fait défaut, ainsi que le démontre le cas très net de Dufour. D'après l'auteur, les phénomènes d'intoxication se localiseraient surtout aux extrémités, précisément là où l'irrigation est la plus défectueuse. La gangrène peut être due à une artério-sclérose généralisée aux membres inférieurs ou après avoir envahi les vasa nervorum, elle détermine en plus une névrite ; cependant cette artério-sclérose peut, dans de nombreux cas, rester limitée à un territoire nettement isolé.

Plus rarement, mais quelquefois encore la compression des artères iliaques primitives, par une tumeur du bassin, peut entraîner le sphacèle des membres inférieurs. (Cas de Briese, fibrome de l'ovaire.)

b) Gangrène d'origine nerveuse (gangrène névropathique de Lancereaux). — Elle est le plus souvent symétrique ; son existence est indiscutable, mais sa pathogénie est encore des plus obscures. Lancereaux pense que les traumatismes des centres nerveux ou des gros troncs nerveux seraient, avec les intoxications et les maladies fébriles anciennes, les causes les plus ordinaires de cette variété ; il y aurait, dans ce cas, des lésions de névrite.

c) Gangrènes par altération du sang. — La plus fréquente est la gangrène diabétique, mais comme on rencontre souvent le diabète uni à l'artério-sclérose (treize fois sur vingt, d'après Israël) et qu'il s'accompagne souvent de lésions nerveuses (Chauffard), l'exacte modalité pathogénique en est imparfaitement connue.

Toutefois on peut admettre que les lésions nerveuses prédisposent puissamment à la gangrène sans en être, cependant, la cause essentielle.

CHAPITRE II

TRAITEMENT

Quelle est la conduite à tenir en présence d'un malade atteint de gangrène des deux membres inférieurs ?

Doit-on opérer ou vaut-il mieux attendre que la nature achevant son œuvre, l'élimination des parties sphacélées se fasse d'elle-même ?

Exposons tout d'abord les données du problème, c'est-à-dire les raisons qui militent en faveur de l'intervention ou de la non-intervention.

Mais auparavant un mot du traitement médical : il ne doit être en aucun cas négligé et rendra bien souvent de précieux services.

Une médication tonique et reconstituante permettra au malade de supporter le choc d'une opération ou d'attendre, dans les cas défavorables, l'élimination spontanée des tissus mortifiés.

Ceci établi, revenons au traitement chirurgical, le seul réellement curatif.

En faveur de l'expectation on fait valoir les raisons suivantes :

Pourquoi vouloir opérer une gangrène qui suit son évolution normale puisque la nature, la bonne *natura médicatrix*, est là pour assurer, par la chute spontanée des parties mortes, la guérison naturelle ? De plus ne doit-on pas craindre un choc opératoire trop considérable pour les forces affaiblies d'un malade débilité, et l'anesthésie elle seule ne justifie-t-elle pas toutes ces craintes, puisqu'on endort souvent un malade porteur d'une lésion cardiaque ?

La perte de sang qui n'évite pas toujours une opération habilement et rapidement conduite peut aussi être une cause d'issue fatale pour le patient. De plus le diabète, cet ancien *noli me tangere*, n'est-il pas une contre-indication sinon absolue, du moins importante dans le plus grand nombre des cas ? Enfin les gangrènes qui relèvent de l'artério-sclérose sont intangibles puisque les lésions des vaisseaux sont généralisées et qu'une ablation des tissus malades ne supprimant pas la cause, l'effet est appelé à se reproduire à brève échéance.

A cela les interventionnistes répondent :

Il est vrai que la nature agit, mais son action est très lente. A cet égard le cas de Hattute est des plus probants. Ce chirurgien opéra un arabe qui présentait une gangrène spontanée des deux jambes ; il amputa la jambe gauche au lieu d'élection ; la guérison fut obtenue en quarante jours ; la jambe droite, abandonnée à la cicatrisation naturelle, demanda dix huit mois pour guérir.

Le choc opératoire, la perte de sang ne doivent pas entrer en ligne de compte et sont extrêmement moins dangereux que l'affaiblissement progressif du malade exposé à toutes les infections, aux accidents les plus graves et torturé fréquemment par les douleurs les plus atroces.

D'ailleurs Hippocrate lui-même disait qu'il fallait hâter l'œuvre de la nature et séparer des parties saines les tissus en voie de mortification.

Plus récemment en 1856, Trudeau, avant l'ère antiseptique avançait que l'attente prolongée de l'élimination spontanée expose le malade à de réels dangers et aux chances défavorables d'une opération tardive.

Parlant ainsi, cet auteur s'occupait seulement de gangrènes unilatérales. Ces raisons n'acquièrent elles pas une plus grande valeur lorsqu'il s'agit d'une affection attaquant les deux membres ?

Enfin le diabète depuis l'antisepsie n'arrête plus la main du chirurgien et les recherches récentes ont démontré que l'artério-sclérose n'est pas toujours généralisée et occupe souvent un territoire nettement circonscrit. Le pronostic opératoire est donc singulièrement amélioré, dans ces deux cas.

L'opération semble donc suffisamment justifiée, surtout lorsque l'état général du sujet, son jeune âge, sa vigueur permettront une audace chirurgicale plus grande.

Au cours d'une pyrexie, d'une gangrène à marche lente il faudra même se hâter, si les forces du malade déclinent rapidement ; dans le cas contraire, il vaudra mieux attendre la convalescence (Obs. de Luke).

Ceci toutefois comporte des tempéraments et certaines contre-indications doivent être tirées de l'état général du malade, d'une cardiopathie concomitante, de l'examen du système artériel ou de la cause même de la gangrène, l'ergotisme par exemple. Il est évident que selon les cas ces contre-indications seront plus ou moins absolues.

a) *État général*. — Les cachexies tuberculeuses ou cancéreuses, la débilité trop grande, un âge trop avancé, un état fébrile trop aigu ou ayant trop affaibli le malade imposent une prudente réserve.

b) *État du cœur*. — L'anesthésie devient dangereuse chez un cardiaque. De plus, comme l'opération ne s'adresse pas à la cause de la gangrène qui est le cœur, l'intervention est souvent inutile. La statistique de Dumay établit le bien-fondé de cette assertion.

c) *État des vaisseaux*. — L'état du système artériel est très important à déterminer. L'artério-sclérose généralisée expose à la récidive, mais lorsque celle-ci est localisée l'opération peut être entreprise. Pour diagnostiquer l'étendue des lésions la radiographie rendra de signalés services, ainsi que l'ont démontré Grummach et Dubois-Raymond. L'artério-sclérose montre sur les clichés les artères plus sombres avec des stries correspondant aux plaques calcaires.

Il faut aussi rechercher, ainsi que le demande Wiedenmann, la pulsation de l'artère principale du membre. Si elle est oblitérée il faut amputer immédiatement au-dessus du rétrécissement. C'est la pratique que préconise Riedel.

d) *Ergotisme*. — Dans le cas de gangrène par ergotisme il faut être très prudent, car l'amputation donne de mauvais résultats. (Read, Barrier, Bouillet).

Diabète. — La réserve s'impose au début de l'affection. Il faudra à ce moment, tout en soignant le désordre nerveux qui provoque cette tropho-névrose, s'opposer aux progrès du mal. Si malgré tout la modification s'étend, il faudra intervenir.

Ces restrictions faites, quel doit être le manuel opératoire?

Doit-on opérer les deux membres dans la même séance? A quel niveau faut-il amputer?

Il semble bien qu'à ce propos on ne puisse poser de

règles absolues. L'examen clinique du malade sera dans ce sens le meilleur et le plus sûr des guides.

Certains malades ont pu être impunément débarrassés dans une même séance ; on est allé jusqu'à intervenir sur les deux membres à la fois, deux chirurgiens opérant ensemble. D'autres fois il sera prudent de remettre à plusieurs jours d'intervalle le deuxième acte opératoire.

L'amputation pourra selon le choix du chirurgien être pratiquée plus ou moins haut.

Elle sera primitive et au-dessus du mal, secondaire au niveau du sillon, ou tardive, et ce sera alors la régularisation du travail d'élimination spontanée. Dans ces deux derniers cas il faudra préalablement embaumer le membre affecté selon les procédés ordinaires.

L'amputation primitive tire une indication absolue de la violence des douleurs, de la marche rapide de l'affection et de la gravité de l'état général et de l'infection. A cet égard Zœge Manteuffel préconise l'amputation de cuisse d'emblée dans le cas de gangrène du pied, par crainte de récidive.

Dans les cas où la gangrène remonte trop haut, il reste à pratiquer la désarticulation ou bien le chirurgien régularisera simplement les désordres créés par la maladie et attendra la cicatrisation des tissus.

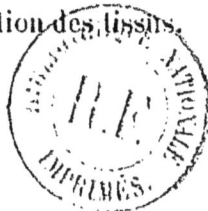

CHAPITRE III

OBSERVATIONS

Observation I, II, III

Lucke. — Trois cas de gangrènes doubles traitées par l'amputation double.
(*Lond. med. Gazette*, 1838)

Trois individus de 17, 30 et 45 ans, eurent une gangrène des deux pieds à la suite d'une fièvre grave. Le sphacèle était si complet, que les deux pieds purent être enlevés par quelques coups de ciseaux sur les tendons. Lucke ampute les deux jambes en une même séance, chez chaque individu, au lieu d'élection. L'opération fut très rapide. En quatre minutes pour chacun l'opération fut terminée. La première jambe coupée était confiée à un autre chirurgien pour la panser, en attendant que l'opérateur eût agi sur la deuxième. Les deux pansements furent achevés en quinze minutes et les trois malades guérirent.

Observation IV

(Larrey. — Th. de Delon)

Nègre de 18 ans. Gangrène simultanée des deux pieds ; nécrose consécutive des os de la jambe ; double amputation au tiers moyen, faite le même jour. Réaction presque nulle. Guérison.

Observation V

(Delens, *Lancet*, 1879)

Un barbier de 38 ans est atteint de gangrène double des pieds, de cause circulatoire. Une amputation des deux jambes au tiers supérieur entraîne la guérison.

Observation VI

(Butler. — Th. de Delon)

Gangrène simultanée des deux jambes. Double amputation. Guérison.

Observation VII

(Gulol. — Th. de Delon)

Gangrène symétrique des pieds par oblitération et trombose des artères et des veines chez un homme de 43 ans.

L'artère fémorale était athéromateuse.

Longhurst pensait à une origine nerveuse, l'auteur à une artérite. Amputation au niveau du genou. Guérison.

Observation VIII

Pichat et Pétrequin. — Gangrène des deux jambes. — Amputation double
Journal de médecine et de chirurgie, t. XVI, 1815 (*in* th. de Delon).

Une famille (père, mère, cinq enfants) consomme, dans l'espace de trois semaines, une certaine quantité de pain fait avec 60 livres de grains de seigle contenant en moyenne 4 à 5 pour 100 d'ergot.

Il y avait quinze jours qu'elle se nourrissait de ce pain quand, tout à coup, un de ses enfants, âgé de 10 ans, se plaint d'une douleur au pli de l'aine gauche, d'où elle disparaît trois jours après pour se porter sur les deux jambes à la fois le 8 septembre. Le 12, aux deux mollets, coloration foncée de la largeur de la paume de la main ; douleur au toucher. Jambes froides et hyperesthésiques. Bientôt phlyctènes, malgré le traitement antiphlogistique, et gangrène qui se limite d'elle-même au quart supérieur des jambes le 24 septembre.

Le 14 octobre, entre à l'Hôtel-Dieu de Lyon. Le 15, Pétrequin pratique une *double amputation* au niveau du point où commence la chair vive, c'est-à-dire à quelques lignes au-dessous de l'épine antérieure du tibia.

Les moignons sont pansés à plat. Tout allait pour le mieux quand, le 14 novembre, on diagnostique une résorption purulente que l'*autopsie* ne tarda pas à faire constater.

Un frère de 28 mois eut une gangrène de la jambe droite qui se détacha spontanément au bout de dix-neuf jours.

OBSERVATION IX

Begg. — Gangrène des pieds. — Amputation des deux jambes.
Lancet, 1870 (*in* th. de Delon).

Primipare de 21 ans, accouchée d'un garçon bien portant le 24 mars 1869, après un travail laborieux et l'emploi en deux doses de 3 gr. 5 de seigle ergoté, s'était rétablie et vaquait depuis six semaines à ses occupations, quand elle éprouva une vive démangeaison des deux mains ; une tache bleuâtre apparut au bout du nez, ainsi que des mains et des pieds, avec agrandissement de ces parties. Elle est admise à l'infirmerie de Dundee le 25 mai, et le docteur Begg constate sur toutes ces parties des marques évidentes de gangrène.

Le 14 juin, une ligne de démarcation se forme et, le 17, on ampute les *deux jambes* à la partie moyenne. Le 9 juillet, amputation des deux bras au-dessus des poignets. Cette femme se rétablit parfaitement.

OBSERVATION X

Curtis.

Brit. med. Journal, 1889 *(in th. de Delon)*.

Chez un marin de 22 ans, gangrène consécutive à un coup reçu sur l'épigastre, et expliquée par cet auteur par choc du sympathique, et paralysie des vaso-moteurs.

Amputation des deux jambes au tiers supérieur. Guérison.

OBSERVATION XI

Legrain. — Gangrène massive symétrique des extrémités inférieures. (Société de dermatologie et de syphiligraphie, 9 juillet 1895)

Il s'agit d'un jeune kabyle, dans les antécédents duquel il est impossible de rien découvrir de spécial : ni syphilis héréditaire, ni paludisme apparent. Il s'est présenté à l'hôpital civil de Bougie, porteur d'une lésion constituant le degré ultime de la maladie de Raynaud.

Après une période douloureuse de plusieurs semaines, les pieds et le tiers inférieur des deux jambes prirent une

teinte violette, puis noirâtre. Un cercle inflammatoire
apparut à l'union du tiers inférieur et du tiers moyen.

L'escarre se forma à ce niveau, et la partie gangrenée
des deux membres inférieurs ne fut bientôt plus retenue
que par le tibia et le péroné mis à jour.

L'état général n'étant pas mauvais, j'amputai, à un mois
d'intervalle, les deux jambes au tiers supérieur. Le malade
guérit.

OBSERVATION XII

(Hattute. — Th. de Delon)

Arabe atteint de gangrène spontanée des deux jambes.
Élimination spontanée du tiers inférieur; les plaies sup-
purent. Amputation des deux jambes au lieu d'élection, à
25 jours d'intervalle. Sort guéri un mois après.

OBSERVATION XIII

(Parsons. — Th. de Delon)

Endartérite oblitérante; gangrène symétrique; amputation au tiers inférieur de la cuisse, sans ligature des
artères. Guérison.

OBSERVATION XIV

(Védrènes. — *Rev. de méd. et de ph. mil.*, 1871)

Kabyle de 35 à 40 ans, atteint de gangrène momifique
des pieds, après une marche fatigante. La gangrène remonte jusqu'au dessus des malléoles, où elle est bien limitée par un sillon circulaire, large et profond; les pieds

sont noirs, durs, secs et sonores; bon état général; le
sillon se creuse et arrive à l'os; le malade se décide à se
faire opérer; amputation de la jambe droite au lieu d'élection; amputation au même niveau, un mois plus tard, à
gauche. Guérison.

OBSERVATION XV

Demmler. — Gangrène des deux pieds chez un cachectique paludéen. Glycosurie concomitante, double amputation. Guérison.

Rapport de M. Chauvel, Société de chirurgie, 13 juin
1883.

Un homme de 51 ans, ouvrier ambulant, buveur, sans
être alcoolique, employé à des terrassements dans un
terrain éminemment palustre, est atteint, pendant l'été
1862, d'accès fébriles intermittents.

A la fin du mois d'août, un accès pernicieux à forme
délirante nécessite son entrée à l'hôpital de Guelma. Il en
sort au bout de trois semaines, amélioré, mais non guéri,
pour retourner à son chantier. L'analyse des urines ne
décèle aucune trace de sucre.

Bientôt les accès de fièvre reparaissent et vers les pre-
miers jours de novembre se montrent des fourmillements
et des crampes avec une faiblesse progressivement crois-
sante des membres inférieurs.

Le 22 novembre, B... fléchit sous le fardeau qu'il por-
tait, tomba à terre sans pouvoir se relever et après avoir
été exposé à une pluie glaciale pendant un temps qui
n'est pas spécifié dans l'observation, entre de nouveau à
l'hôpital de Guelma.

Le docteur Demmler constate une cachexie paludéenne
avancée et une mortification des deux pieds s'accompa-

gnant de douleurs violentes dans les membres inférieurs.

Les urines sont examinées le 20 décembre et l'analyse
y décèle, dit notre confrère, une très forte quantité de
sucre. La glycosurie était-elle de date ancienne? S'ap-
puyant sur le résultat négatif de l'examen pratiqué quatre
mois auparavant, le peu d'amélioration obtenu par un
traitement général approprié, notre collègue admet que
la glycosurie était d'origine récente et qu'elle dépendait
de la gangrène des extrémités, encore incomplètement
limitée bien qu'un sillon éliminateur commençât à se
former.

A partir de ce jour, un traitement antidiabétique est
mis en usage concurremment avec l'arséniate de soude.
Le 26 décembre, les urines contiennent 8 gr. 50 par litre,
environ 13 gr. par jour.

Le 2 janvier, la proportion atteint 11 gr. par litre. La
gangrène, toujours mal limitée, remonte au-dessus des
malléoles.

Craignant une issue funeste, le docteur Demmler pratique, le 5 janvier, l'amputation de la jambe gauche au
lieu d'élection dans les tissus déjà altérés. Malgré une
hémorragie en nappe qui se répète dans la journée et ne
cède qu'au perchlorure de fer, le patient est soulagé par
cette opération. Pansement phéniqué ouvert.

Dès le lendemain, l'urine ne contient plus que 7 gr. de
sucre par litre. Gangrène d'une partie de la manchette,
pulvérisation phéniquée et pansement ouvert. Le 11 janvier, l'analyse indique 6 gr. de glucose; l'état général
s'améliore, la plaie se déterge peu à peu. Encouragé par
une amélioration si nette, notre confrère se décide, le 23
janvier, à amputer la jambe droite à sa partie moyenne.
Méthode circulaire. Pansement à l'alcool.

Le moignon gauche est régularisé par la résection de
près de trois centimètres du tibia et du péroné. Les accès
de fièvre ont disparu; la quantité de sucre est tombée, le
27 janvier, à 4 gr. par litre.

Pulvérisations phéniquées prolongées à partir du
7 février par crainte d'érysipèle. Pansements rares. La
guérison est complète des deux côtés à la fin du mois de
mars.

Notons qu'à la date du deux février, l'urine ne conte-
nait plus de trace de glucose; que ces traces même avaient
disparu le 4 février et que, malgré une alimentation abondante et dont le pain constituait la base, les analyses
pratiquées depuis ce moment furent toujours négatives.

OBSERVATION XVI

Aquaviva (*Marseille Médical*, 1898).

Le nommé Vapillon Joseph, chiffonnier, entre à l'hôpital le 21 octobre 1896. Il nous apprend que s'étant couché
tout habillé, pendant une nuit de pluie, il est étonné de
se réveiller avec les pieds complètement engourdis. Il
veut faire quelques pas pour se donner du « cœur aux
pieds », dit-il, mais il éprouve des fourmillements accom-
pagnés de douleurs telles qu'il renonce à continuer son
travail. Pendant dix jours cet homme traîne sa misérable
vie comme il peut, exposé au froid, ne trouvant autour de
lui aucun soulagement.

A bout de force il se décide à entrer à l'hôpital, où nous
le trouvons dans un état pitoyable.

Les extrémités inférieures sont froides, glaciales; la peau
de la région dorsale des pieds est livide, blanchâtre, la
pédieuse ne bat plus; le pied droit est plus atteint que le.

pied gauche. Piquées profondément par une épingle, les parties froides n'accusent aucune sensibilité ; elles ne réagissent ni au froid ni au chaud. Cependant quand nous voulons déplacer ses membres inférieurs, notre malade pousse des cris déchirants.

Les antécédents héréditaires ne nous apprennent rien de bien saillant. Fils unique, orphelin en très bas âge, notre homme ne sait à quelles maladies ont succombé ses parents.

Personnellement, il n'a jamais fait de maladies bien graves; il a perdu l'œil droit à la suite d'un traumatisme.

Nous ne trouvons chez lui aucune tare constitutionnelle, pas de syphilis, ni de tuberculose.

Par contre nous enregistrons un alcoolisme avéré. Les artères sont dures et le tracé sphygmographique nous donne le plateau de l'athérome.

L'examen des urines n'accuse ni sucre, ni albumine : aucune intoxication alimentaire aiguë. Pas d'impaludisme. Rien d'anormal non plus du côté du système nerveux.

Le soir même, nous lui faisons un vaste pansement avec coton boriqué et nous avons soin de mettre au-dessus des pieds du malade un cerceau qui empêche toute pression de couvertures sur les extrémités inférieures.

Malgré les toniques que nous administrons à notre malade l'état local devient de plus en plus alarmant. Les lésions, qui étaient localisées au début au niveau des orteils, s'étendent davantage et la zone dangereuse s'aggravait vers la région du cou-de-pied.

La peau devient de plus en plus violacée, puis durcit et enfin au bout de quelques jours ne forme plus qu'une croûte noirâtre. La face plantaire est pareillement atteinte, les pieds sont en quelque sorte momifiés.

Ce qui nous frappe, dans le cas de notre malade, c'est

le contraste qui existe entre l'état local et général. Le premier empire, le second reste excellent.

Vers le 20 novembre, un sillon d'élimination commence à se former sur le pied droit. Ce sillon décrit une courbe qui, passant à un centimètre au-devant de l'articulation tibio-tarsienne, rejoint la région plantaire par le chemin le plus court.

Pour le pied gauche la partie éliminée sera moindre. Le sillon d'élimination a des tendances à se former au niveau du tiers postérieur des métatarsiens.

A la région plantaire les lésions atteignent presque le milieu du pied.

Un pus fétide souille la plaie que nous pansons avec une poudre absorbante et antiseptique au quinquina, charbon, iodoforme.

La courbe thermométrique s'élève au moment où s'établit cette suppuration. Cette pyrexie est due certainement à l'absorption des principes toxiques contenus dans le pus éliminé au niveau de la plaie.

Devant cette complication, il était du devoir du chirurgien d'intervenir. Mais comment? Fallait-il se contenter de réséquer les parties mortifiées, couper à ras du sillon d'élimination des deux côtés ou pratiquer une amputation?

a) Pour le pied droit, le sillon d'élimination, situé 1 centimètre en avant de l'articulation, empiétait sur le talon à la région plantaire. Impossible de conserver ce pied. L'amputation au lieu d'élection était indiquée.

b) Pour le pied gauche, les procédés de Pirogoff et de Pasquier-Lefort étaient faisables. Les malades ne pouvaient conserver de leurs deux pieds que le moignon seul.

L'amputation au tiers inférieur fut préférée par notre chef, qui nous fit remarquer que notre lambeau aurait été

peu viable, vu que nous ne savions pas à quel point s'ar-
rêtait l'oblitération des vaisseaux.

II. — Fallait-il opérer en deux fois ou une seule?

L'excellent état général du malade nous fit présumer
qu'il pouvait supporter le shock traumatique de cette
double amputation. Il eût été difficile d'assurer une antisepsie rigoureuse de la première amputation; quant à
l'autre pied, on aurait eu une plaie en pleine suppuration.

Acceptée par le malade, l'opération fut pratiquée par
notre chef de service au lieu d'élection pour la jambe
droite, au tiers inférieur pour la gauche, le 5 décembre
1896.

Les lambeaux postérieurs furent taillés par transfixion
et avec la bande d'Esmarch, et une bonne hémostase consécutive; notre malade ne perdit presque pas de sang. Les
suites opératoires furent des plus normales; au 8ᵉ jour
on enleva les fils; la plaie avait un excellent aspect.

Au 15ᵉ jour, cicatrisation complète.

En examinant les deux pieds amputés, nous constatons
que les artères tibiales postérieures et antérieures sont
oblitérées à deux travers de doigt au-dessus du cou-de-
pied pour le côté droit. Pour le pied gauche, l'oblitération
n'atteint que la pédieuse et les plantaires.

Au mois de février, il quitte le service complètement
guéri, muni de deux pilons et d'une paire de crosses.

Observation XVII

De Rouville et P. Soubeyran. — Gangrène des membres inférieurs. — Amputation double. (*Archives provinciales de Chirurgie.* Janvier 1902.)

Le 8 février 1901, entre à l'hôpital Saint-Éloi Suburbin, dans le service de M. le professeur Grasset, suppléé par M. Raymond, un homme âgé de 38 ans, ferblantier, présentant au niveau des membres inférieurs des lésions gangréneuses à évolution rapide. Voici les renseignements qu'il peut nous donner sur ses antécédents héréditaires et personnels.

Père et mère bien portants ; une sœur morte de tuberculose pulmonaire. Quant à lui, il a eu, à l'âge de 23 ans, une crise de rhumatisme articulaire aigu ; un an après, il eut un chancre induré du gland, puis des plaques muqueuses ; mais il a complètement soigné sa syphilis. Le malade est, en outre, manifestement alcoolique ; il absorbe deux absinthes et deux petits verres d'alcool chaque jour ; il fume beaucoup. Il jouissait cependant d'un état de santé relativement satisfaisant, lorsque le 3 février, à 10 heures du soir (cinq jours avant son entrée à l'hôpital), il est brusquement pris de malaise, il éprouve une sensation de constriction épigastrique, avec sueurs froides, vertiges ; il titube et tombe. Il ne perd cependant pas connaissance, se relève et soutenu par des amis, peut rentrer chez lui ; il s'alite, mais il est pris de vomissements rebelles qui persistent jusqu'au matin.

Le lendemain matin, le malade éprouve encore une sensation constrictive au niveau du creux épigastrique, et il rend tout ce qu'on lui donne. Le soir, les vomissements se calment ; alors se produit au niveau du mollet

gauche une crampe extrèmement douloureuse qui disparaît vite; mais à partir de ce moment le malade ne sent
plus sa jambe gauche, qui est « comme morte » ; il n'en
souffre pas, mais il ne peut la remuer ; en même temps
le pied gauche prend une teinte blanchâtre et se refroidit.
Le 5 février un docteur appelé, constate une anesthésie
complète de la jambe gauche, remontant jusqu'au dessus
du genou.

Le soir de ce même jour, le malade ressent de violentes
douleurs dans tout le membre inférieur droit ; ce membre
blanchit rapidement, se refroidit et devient insensible
comme le gauche ; mais la marche des phénomènes est
ici plus rapide, et les lésions sont d'emblée plus étendues ;
elles remontent jusque sur la partie inférieure de la cuisse.
Deux jours après, des taches jaune-verdâtre se montrent
au-dessus du genou à droite, et sur le mollet gauche.

Ces taches deviennent plus nombreuses sur les deux
membres ; leurs dimensions augmentent et elles prennent
une teinte vineuse ; cinq jours après le début des accidents, le malade entre à l'hôpital.

Nous trouvons alors un homme amaigri ; son facies est
grippé ; l'attention est tout de suite attirée du côté des
membres inférieurs ; à gauche, le membre reprend sa
coloration à quatre travers de doigt au-dessous de la ro-
tule ; à droite, le tiers moyen et le tiers inférieur de la
cuisse sont envahis par la gangrène, mais les lésions
remontent plus haut en dedans qu'en dehors ; à ce niveau,
sur la partie externe de la cuisse droite, il existe une circulation veineuse collatérale très nette. La peau conserve
sa consistance habituelle ; la palpation ne réveille aucune
douleur, et l'on constate l'anesthésie des parties atteintes,
ainsi que leur refroidissement. Le malade est dans l'im-
possibilité de mouvoir les jambes, mais il ne souffre pas.

La recherche des battements des artères des deux membres donne les résultats suivants : à droite, on ne perçoit pas l'artère fémorale ; à gauche, on la sent battre faiblement dans le triangle de Scarpa.

L'examen du thorax ne révèle rien de bien particulier ; le malade ne tousse pas, ses poumons respirent bien ; la pointe du cœur bat dans le 5° espace intercostal ; les battements sont forts, un peu rapides (84), le 2° bruit est claqué ; le pouls est plein, régulier, les radiales sont dures.

L'abdomen est tendu et météorisé.

Pas de céphalalgie, sommeil agité, un peu de subdélire. Le malade n'a jamais eu de crises de nerfs, mais c'est un émotif; il est facilement irritable. On trouve de l'anesthésie pharyngée et conjonctivale, pas de rétrécissement du champ visuel, ni de zones hystérogènes.

Il s'alimente assez bien et n'a pas de diarrhée ; les urines sont assez abondantes et sans albumine, ni sucre.

On était donc en présence d'une gangrène spontanée, massive et simultanée des deux membres inférieurs. On fait des pulvérisations phéniquées sur les deux membres, et dans l'intervalle, on applique de la poudre de Lucas-Championnière ; pansement ouaté ; toniques.

Les jours suivants, on voit s'installer progressivement la gangrène sèche au niveau des deux membres inférieurs, dont la coloration devient foncée, noirâtre ; ils se dessèchent et se modifient de plus en plus. Le malade ne souffre toujours pas ; sa température oscille aux environs de 37°5. Selon le moment auquel on observe le malade, les battements des artères crurales sont perçus ou ne le sont pas.

Le 14 février, la température s'élève à 38°5 et se maintient aux environs de 38° les jours suivants, le pouls (80) semble diminuer de fréquence, mais il devient irrégulier ; l'abdomen est toujours tendu ; selles diarrhéiques.

Le 21 février la momification s'est accentuée, mais, en même temps, un sillon est apparu à la limite des parties sphacélées ; il est irrégulier et très sinueux ; au niveau de la face externe de la cuisse droite, au-dessus du sillon apparaît une plaque rouge de lymphangite réticulaire ; cette région ne tarde pas à s'œdématier jusqu'au niveau du pli de l'aine.

Le sillon s'accuse et l'état général s'aggrave ; la température qui est de 37° le matin, atteint 38°5 le soir ; l'abdomen se météorise de plus en plus, la diarrhée est abondante, la langue sèche. Le 27 février le malade passe en chirurgie.

Les deux membres inférieurs sont momifiés, noirâtres, avec çà et là des parties plus claires ; la peau est plaquée sur le squelette ; les limites de la gangrène sont celles que nous avons signalées ; le sillon est assez marqué ; son contour est irrégulier ; à gauche on remarque une forte encoche antérieure ; à droite, il remonte assez haut sur la face antérieure de la cuisse, s'incline sur sa face externe, descend vers le genou, puis remonte sur la face postérieure.

Le 11 mars, amputation de la cuisse gauche au tiers moyen, à lambeau antérieur ; les artères sont dures, à parois épaisses ; l'hémorragie est insignifiante ; l'opération est faite avec anesthésie cocaïnique lombaire (1 centigramme de cocaïne à 2 0|0). Cette première intervention est bien supportée ; la fièvre persiste, le pouls monte à 120 ; le malade ne souffre pas et conserve un subdélire gai.

Le 18 mars (7 jours après la première opération), amputation sous trochantérienne de la cuisse droite en pleins clapiers purulents et presque à la limite de la gangrène ; les artères ne sont pas oblitérées, mais très épaisses. La rachi-cocaïnisation donne une analgésie parfaite et ne détermine aucun trouble; un quart d'heure après l'opération le malade fume une cigarette dans son lit.

Cette deuxième opération est aussi bien supportée que la première; la fièvre persiste cependant et se maintient aux environs de 38°. Le 22 mars, le malade est emporté par sa famille dans son village, mais il rentre sept jours plus tard; on le panse; pas de pus à gauche, suppuration légère à droite, aucune trace de sphacèle des lambeaux.

Le 1er avril, la température s'élève à 39°5, le pouls à 140. Le malade est somnolent, son délire s'accentue, mais ces phénomènes s'amendent, la température descend, le facies devient meilleur.

Le 15 avril, à gauche, la cicatrisation est complète; à droite, il y a un peu de suppuration; la fièvre est tombée, mais une escarre sacrée s'est formée. Cette escarre s'accroît et donne une suppuration assez abondante.

Le malade sort le 10 mai; ses deux moignons sont bien cicatrisés, mais son escarre sacrée a des dimensions égales à celles de la paume de la main.

Examen des vaisseaux fait au laboratoire d'anatomie pathologique (professeur Bosc). — Le fragment des vaisseaux fémoraux apporté au laboratoire forme un tube cylindroïde du volume du petit doigt et dû à l'accolement de trois vaisseaux. Le plus volumineux de ces derniers, de couleur violacée, est résistant au doigt et ses parois distendues ont un aspect bosselé. Les deux autres apparaissent moins nettement, entourés par une gangue conjonctive plus épaisse.

Une coupe transversale donne une surface de section sur laquelle on peut reconnaître:

1° La coupe du vaisseau le plus volumineux, constituée par une paroi mince et dont toute la lumière est fermée par un tissu déjà organisé, résistant et disposé en couches irrégulièrement concentriques, brun noirâtre et plus mou à la partie centrale ; 2° le second vaisseau est encore une veine complètement oblitérée ; 3° le troisième vaisseau représente l'artère dont les parois très épaissies, blanches, dures, se confondent extérieurement avec la gangue conjonctive sclérosée et dont la lumière présente des irrégularités et un petit caillot. Si l'on ouvre l'artère selon sa longueur, l'on voit que par places l'endartère se boursoufle et arrive à fermer presque complètement la lumière artérielle ; 4° la veine saphène forme un cordon irrégulier, augmenté de volume, résistant au doigt et de couleur violacée ; sur une coupe transversale, ses parois apparaissent épaissies et sa lumière est oblitérée complètement par un tissu organisé.

EXAMEN MICROSCOPIQUE. — 1° *Artère*. — L'endartère est inégalement épaissi ; en plusieurs endroits il est fortement proliféré et fait une forte saillie dans la lumière du vaisseau. La partie superficielle se desquame dans cette lumière et on voit y adhérer de la fibrine renfermant des leucocytes et des globules rouges (fragments de caillots). Cet endartère présente dans les parties où il est le plus fortement proliféré, une dégénérescence gélatiniforme marquée avec accumulation de corpuscules volumineux, chargés de pigments dans les interstices. Cette dégénérescence augmente jusqu'au niveau d'un foyer athéromateux, ovalaire, compris en entier dans l'artère, et prend l'aspect des formations cartilaginiformes décrites autour de ces foyers. Le noyau athéromateux renferme des fragments nécrosés, des cristaux et du pigment. Des bandes de dégénérescence gélatiniforme descendent en rubans irréguliers jusqu'au niveau de la limitante interne épaissie et dont par endroits les bords sont diffus et à peine apparents.

La tunique moyenne présente une destruction presque complète des fibres musculaires remplacées par du tissu conjonctif compact. L'adventice, très épaissie, est formée d'épaisses bandes scléreuses qui se confondent avec le tissu conjonctif avoisinant, lui aussi, siège d'une inflammation chronique. Les *vasa vasorum* présentent de l'endartérite, mais surtout une périartérite intense, qui tend à oblitérer leur lumière. Les nerfs sont profondément lésés par un processus scléreux qui les dissocie sous forme de larges bandes étoilées.

2° La veine principale est le siège d'une thrombo-phlébite oblitérante totale. L'endoveine est surtout proliféré sur une moitié de la paroi de la veine et il fait corps avec un trombus organisé, creusé de vaisseaux de nouvelle formation. Le centre est plus jeune et renferme des lacs fibrino-sanguins chargés de macrophages bourrés de pigment ocre. En plus, il y a infiltration embryonnaire du méso-phlèbe avec péri-phlébite des plus accusées.

3° La deuxième veine et la saphène sont le siège d'un processus identique.

RÉSUMÉ ET CONCLUSIONS

1° L'étiologie des gangrènes spontanées, massives et simultanées des deux membres inférieurs, repose surtout sur la notion d'une infection antérieure.

2° La pathogénie se constitue de trois façons différentes. Les gangrènes sont d'origine vasculaire, d'origine nerveuse ou dues à l'état du sang. Les gangrènes d'origine vasculaire sont de beaucoup les plus fréquentes.

3° Le traitement est surtout un traitement chirurgical. Il faut dans la plupart des cas en arriver à l'intervention.

Celle-ci peut porter sur un seul ou sur les deux membres dans la même séance opératoire.

L'amputation sera primitive, secondaire ou tardive selon les cas. Quelquefois la désarticulation sera nécessaire, si les limites du mal sont trop élevées.

BIBLIOGRAPHIE

ACQUAVIVA. — Gangrène sym. des deux pieds, amputation double
et simultanée des deux jambes, guérison *Marseille méd.*,
1898.

BARABAN et ÉTIENNE. — Endartérite et gangrène sym. des extrémités
Revue médicale de l'Est, 1899.

BARAILLAUD. — Indications de l'amputation dans les gangrènes dia-
bétiques. Th. Bordeaux, 1896-1897, n° 104.

BEGG. — *Lancet*, 1870. In th. Delon.

BERTRAND. — Gangrène spontanée des membres inférieurs. Double
amputation. *Rec. de Mém. de méd. milit.*, Paris, 1867.

BRAMANN. — Fäll von symm. Gangräm. Verhaud. d. deutsch. *Ges
f. chir.*, 1899.

BRENGUES. — Formés graves de la maladie de Raynaud. Th. Paris,
1895-96, n° 438.

BRIESE. — Ein Fall von sym. Gangräm der oberen und uteren extr.
Beitr. z. wiss. med. Festch,.. Naturf. und Herzt, 1897.

BUNGE. — Path. et traitement de diverses formes de gangrènes des
membres inférieurs. Congr. de chir. allemand, 1900.

BUTLER. — Gangrene following continued ; double amputation (n.
p. 1899).

CHAUVEL. — Gangrène des deux pieds, amputation. *Bull. Soc. de
chir.*, 1883.

CHEVRON. — De l'axphyxie locale et de la gangrène des extrémités
dans les maladies infectieuses. Th. Paris, 1899-1900, n° 112.

CURTIS. — *Brit. méd. J.*, 1899. In th. Delon.

DEFRANCE. — Considérations sur les gangrènes symétriques. Th.
Paris, 1894-95, n° 505.

DELENS. — *Lancet*, 1879. In th. Delon.

DELON. — Des amputations simultanées des deux membres inférieurs. Th. Lyon; 1894.

DEMMLER. — *Bulletin de la Soc. de chir.*, 1883.

DICQUEMARE. — Gangrène sèche des extr. dans la fièvre typhoïde. Th. Montpellier, 1885, n° 10.

DUFOUR. — Pathogénie des gangrènes symétriques des extr. dans les infections. *Soc. méd. des hôp.*, 10 octobre 1901.

DUMAZ. — De l'oblitération artérielle des membres par embolie et par thrombose. Th. Paris, 1872.

FORESTIER. — De la gangrène par artério-sclérose. Th. Paris, 1895-96, n° 577.

FORGUE. — Des amputations dans les gangrènes spontanées. *N. Montpellier Médical*, 1896.

GARRIGUE. — Axphyxie locale. *Gazette des Hôp.*, 1901, n° 48.

GOULD. — Gangr. sym. of the feet amput., recovery. *Brit. m. J.*, 1891, p. 639.

HATTUTE. — In th. Delon, 1894.

HEIDENHAIN. — Gangr. sénile et diab. *Centr. f. chir.*, 1892.

HENRY. — De l'amputation dans les gangrènes. Th. Montpellier, 1890-91, n° 35.

HEYDENREICH. — Gangrène par endartérite oblitérante. *Sem méd.*, 1892.

JEANNEL. — Congr. de chir., 1892.

KAKELES. — Senile gangrene of the toes ; amput ; recovery. *N.-Y. med. J.*, 1892, p. 576.

KORNFELD. — Uber sym. Gangrän. *Wien med. Presse*, 1892, p. 1985.

LACQ. — De l'intervention chirurgicale dans les gangrènes spontanées des extr. inf. Th. Toulouse, 1893-94, n° 43.

LAIR. — Gangrène symétrique des membres inférieurs. *Arch. de méd. et ph. mil.*, 1898.

LANCEREAUX. — Des trophonévroses des extrémités. *Semaine méd.*, 1897.

LANDOW. — Zur op. Beh. der senil. und diab. Gangrän Deutsch. *Z. f. chir.*, 183.

LAVERAN. — *Bulletin Acad. de méd.*, 1894.

LEHMANN. — Ein Fall von sym. Gangrän der Beine. *Arch. f. k. ch.*, 1895.

Le Jars.— De l'amputation dans la gangrène sénile. *Sem. méd.*, 1892.

Larrey. — Gangrène des deux pieds. Amputation. *Bull. Soc. chir.*, 1857.

Legrain. — Gangr. massive sym. des extrémités. *Annales de derm. et syph.*, 1896.

Lucke. — *Lancet med. Gaz.*, 1838. In th. Delon.

Lyot. — In Traité de Le Dentu et Delbet.

Mauz. — Zwei Fälle von embol. Gangr. der unteren. Extr. *Berl.*

Mathieu. — De la gangrène diabétique. Paris 1897-98, n° 87.

Mauz. — Znvei Fälle von embol. Gangr. der unteren. Extr. *Berl. Klin. Woch.*, 1889.

Mayet et Vacquez. — Pathogénie des coagulations sanguines intra-vasculaires. Congrès de Nancy, 1896.

Mornet. — De la gangrène des extr. dans la grippe. Th. Lyon, 1892, n° 739.

Parsons. — Endarterites obliterans ; sym. gangr. ; amputation, *N. Ann. J. Homeop. N.-Y.*, 1897.

Pichat et Pétrequin. — In th. Delon.

Raynaud. — Article gangrène. *Nouveau dictionnaire.*

Reyet. — Etude sur la gangrène d'origine veineuse. Th. Paris, 1897-98, n° 478.

Rondot. — Gangrène spontanée. Th. d'agrég., 1880.

Thiersch. — Ein Fall von symm. Gang. der extr. od infolge von Apoplexie. Artériosclérose. *Münch med. Woch.*, 1895.

Vedrènes. — Gangrène des pieds ; amputation des deux jambes. *Rec. de méd. et de ph. milit.*, 1871.

Verdalle. — Gangrène symétrique : athérome généralisé. *J. méd. de Bordeaux*, 1882.

Viville (de). — Cont. à l'étude des ganglions des pieds d'origine nerveuse. Th. Paris, 1888-89, n° 14.

Waternig. — Des indications de l'amputation dans les divers cas de gangrènes. Th. Montp., 1868.

Weiss. — Recherches sur la gangrène spontanée des membres dans ses rapports avec les affections des vaisseaux. *Deutsch. Zeit. f. chir.*, 1894.

Widal et Norécourt. — *Soc. méd. des Hôp.*, 21 mars 1898.

WIDENMANN. — Zur Enstehung und Beh. der Gangrän der Extr. *Beit s. Kl. chir.*, 1892, p. 218.

WILLIAMS. — Two cases of rapidly gangr. of the upper and lower extr. ; amput. ; recovery. *Brit. M. J.*, 1895.

WINSTANLEY. — A case of sym. gangr. of the lower limbs. *Lancet*, London, 1896.

WULFF. — Uber spontan. Gangr. *Zeitsch. f. chir.*, 1901

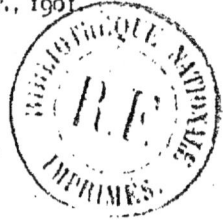

TABLE DES MATIÈRES

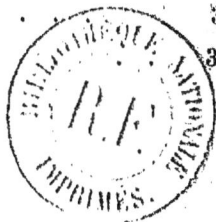

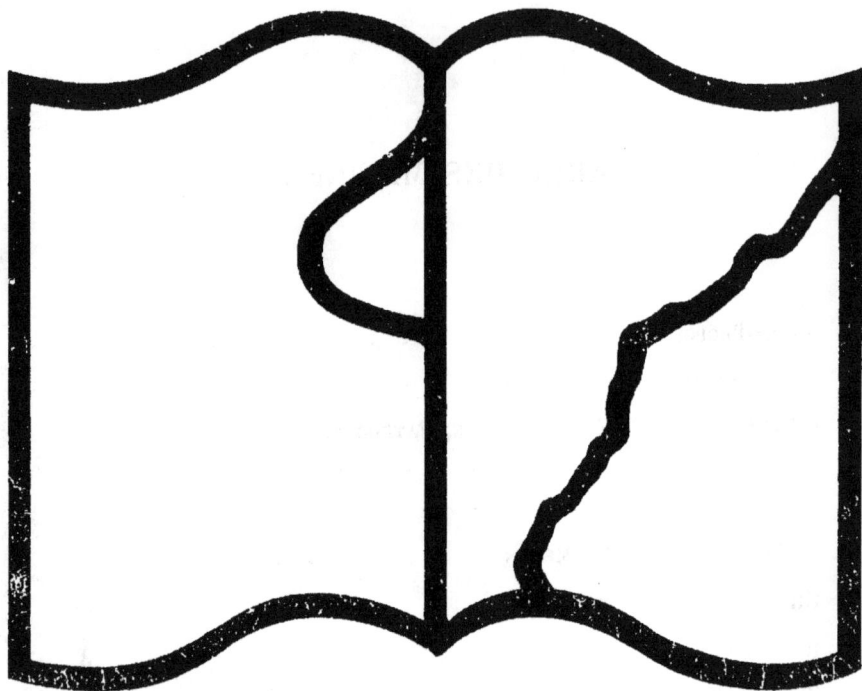

Texte détérioré — reliure défectueuse

NF Z 43-120-11

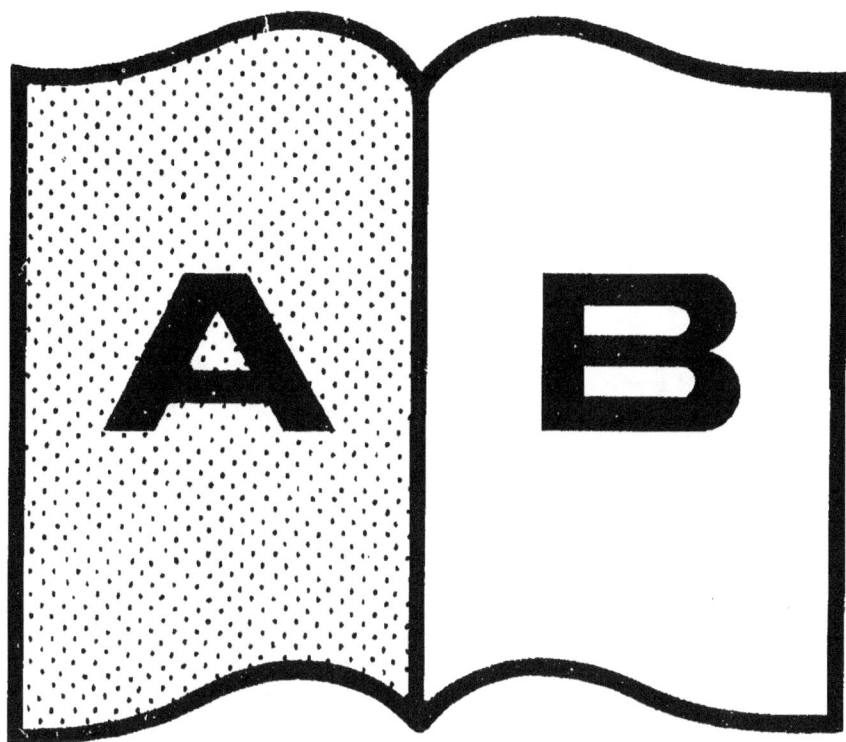

Contraste insuffisant

NF Z 43-120-14